AF338996

NOTE

SUR UN

NOUVEAU STÉTHOSCOPE

PAR LE DOCTEUR

M. BOUDET DE PÂRIS

ANCIEN INTERNE DES HOPITAUX

PARIS

Vᵉ FRÉDÉRIC HENRY, LIBRAIRE-ÉDITEUR

13, RUE DE L'ÉCOLE-DE-MÉDECINE, 13

—

1880

NOTE

SUR UN

NOUVEAU STÉTHOSCOPE

NOTE

SUR UN

NOUVEAU STÉTHOSCOPE

PAR LE DOCTEUR

M. BOUDET DE PÂRIS

ANCIEN INTERNE DES HOPITAUX

PARIS

Vᵉ FRÉDÉRIC HENRY, LIBRAIRE-ÉDITEUR

13, RUE DE L'ÉCOLE-DE-MÉDECINE, 13

1880

NOTE

SUR UN

NOUVEAU STÉTHOSCOPE [1]

J'ai déjà eu l'honneur de présenter à la Société plusieurs appareils stéthoscopiques ; ceux que je viens montrer aujourd'hui réunissent, je crois, les principales conditions pour recueillir, en les amplifiant, les bruits qui se passent à l'intérieur du corps humain, et les transmettre sans déperdition d'intensité à l'oreille de l'explorateur. Le fonctionnement de ces appareils est fondé sur l'association de plusieurs principes déjà connus avec les résultats des expériences que j'ai entreprises depuis quelque temps.

Dans un stéthoscope, il faut considérer trois parties bien distinctes :

1° Une partie exploratrice, destinée à recueillir les vibrations sonores.

2° Une partie conductrice de ces vibrations.

3° Une partie terminale, pavillon ou embout, qui transmet plus ou moins directement les vibrations sonores à la membrane du tympan.

(1) Communication faite à la Société de Biologie, séance du 29 mai 1880.

La partie la plus simple de tout stéthoscope, celle qui a subi le moins de transformations, est le tube conducteur qui relie les deux extrémités de l'instrument. Expérimentalement, la meilleure transmission est obtenue avec un cylindre rigide, de bois ou de métal, d'un calibre assez large (5 ou 6 millimètres) ; mais dans la pratique, il est presque impossible de conserver cette disposition ; aussi, dans tous nos appareils, nous servons-nous de tubes de caoutchouc à parois épaisses.

La partie terminale mérite une étude plus approfondie. Pour que les vibrations soient perçues avec le maximum d'intensité, il faut que la colonne d'air, renfermée dans le tube conducteur, ne puisse trouver aucune issue ; et ce résultat ne peut être obtenu qu'*avec des embouts de corne ou d'ivoire qui obturent complétement le conduit auditif externe.* Cette disposition a d'ailleurs été déjà adoptée dans plusieurs modèles de stéthoscope employés journellement. Un autre point également très important à considérer, c'est la distance qui sépare l'orifice de l'embout de la membrane du tympan.

Cela est tellement vrai que l'on peut à volonté modifier l'intensité d'un bruit transmis, en faisant varier la distance qui sépare l'embout du tympan, exactement comme on diminue l'intensité d'un courant électrique, en intercalant dans le circuit des résistances de plus en plus grandes.

Au point de vue de la perception des vibrations sonores, *l'audition biauriculaire est une condition capitale.* M. C. Paul pensait que l'intensité des sons perçus était doublée par le stéthoscope biauriculaire ; je puis affirmer qu'elle est au moins quadruplée.

Quant à la partie exploratrice du stéthoscope, elle ne peut être sensibilisée qu'à la condition d'augmenter mécaniquement l'amplitude des vibrations, sans modifier la tonalité. Jusqu'à présent, on a cherché ce résultat en employant des membranes de caoutchouc tendues sur l'orifice de l'instrument ; or, je crois avoir démontré dans une précédente communication que les membranes en caoutchouc jouent toujours le rôle d'étouffoirs par rapport aux vibrations sonores.

Kœnig avait tenté d'obtenir l'amplification des sons en adoptant au stéthoscope une sorte de lentille en caoutchouc ; mais l'interposition de cette ampoule entre le corps vibrant et la membrane du tympan m'a toujours paru assourdir le son, au lieu de l'amplifier.

J'ai expérimenté un grand nombre de substances pour la construction des membranes résonnantes, et je me suis définitivement arrêté à l'emploi de la *vessie de porc* bien tendue, et, pour certains cas particuliers, à la gélatine coulée en plaques minces et rigides. En outre, partant de ce principe que les vibrations d'une caisse de résonnance sont perçues avec plus de force à l'intérieur même de cette caisse que lorsqu'on l'interpose entre l'oreille et le corps sonore, j'établis une communication directe entre la masse d'air renfermée dans la caisse et la membrane du tympan. Enfin, j'augmente la puissance de résonnance de la membrane en la mettant aussi en communication avec le corps vibrant au moyen d'un bouton explorateur fixé à son centre. Mon stéthoscope se compose donc, schématiquement, d'un petit tambour à membranes de vessie, armées d'un bouton explorateur, et de l'intérieur duquel part un tube bifurqué allant s'appliquer sur les deux membranes du tympan. Dans ces conditions, la perceptibilité auditive est extraordinairement accrue, et peut même, dans certains cas, se passer de l'aide du microphone.

Toutefois, pour l'auscultation de la poitrine, certaines conditions devaient être encore remplies. M. le docteur Prat (1) a démontré que, par une singulière coïncidence, la caisse de résonnance représentée par la cage thoracique, possède, comme les anciens violons italiens si fameux (Stradivari), deux tonalités différentes, et que les bruits inspiratoires et expiratoires sont différents d'un ton entier, l'inspiration donnant le *ré* et l'expiration l'*ut* de la troisième corde que l'archet fait vibrer à vide.

Quant aux bruits cardiaques, ils sont, d'après M. Prat, séparés par un même intervalle, mais à une octave plus élevée.

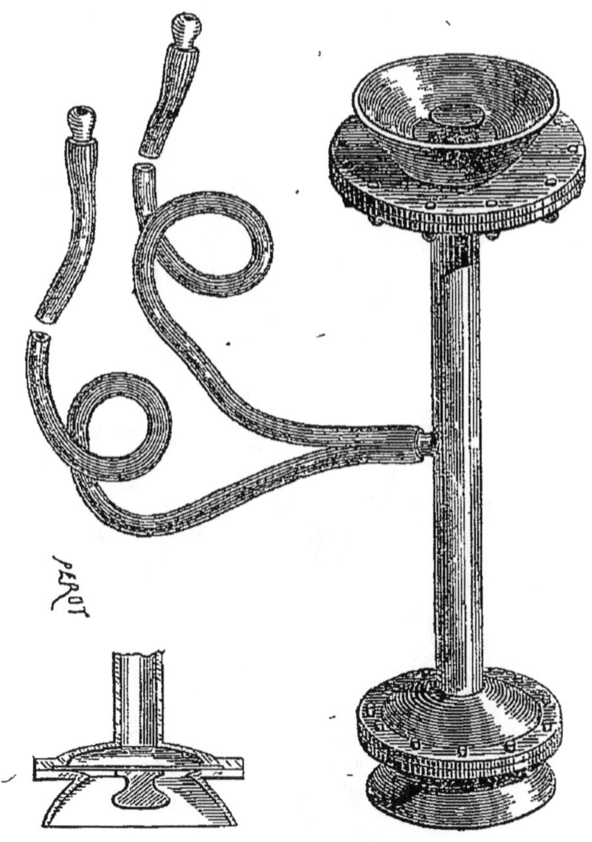

Fig. 1.

(1) Docteur Prat. Physiologie de l'audition, 1869.

Or, tous les stéthoscopes employés jusqu'à présent sont défectueux, puisque n'ayant qu'une seule tonalité propre, ils ne peuvent s'accorder qu'avec l'un des deux bruits à ausculter.

J'ai fait construire par M. Verdin un stéthoscope composé de deux petits tambours reliés par un tube sur lequel se branche le tube en caoutchouc.

Les membranes des tambours sont de diamètres différents et possèdent deux tonalités propres dont l'intervalle est égal à un ton. Cet appareil (fig. 1) réunit donc toutes les conditions voulues; malheureusement il est d'une construction très délicate, ce qui m'a engagé à chercher un type d'instrument d'une fabrication plus simple et d'un usage plus facile.

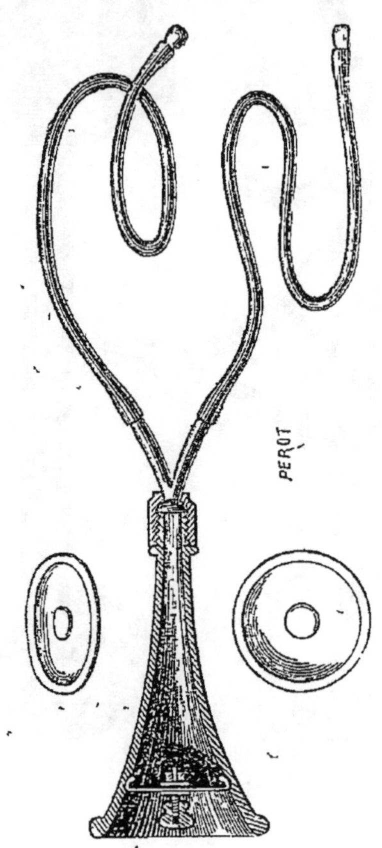

Fig. 2.

Voici celui que M. Verdin vient de construire avec son habileté ordinaire (fig. 2) ; il est moins parfait que celui que je viens de décrire, puisqu'il ne possède qu'une seule membrane, mais sa grande sensibilité rachète en partie ce défaut.

Il se compose d'un stéthoscope de bois ordinaire, auquel on a enlevé le pavillon.

A un centimètre du bord de son extrémité évasée est tendue, sur une bague de cuivre, une membrane de vessie, portant à son centre le petit bouton explorateur destiné à centraliser les vibrations. A la place du pavillon est un tube de cuivre bifurqué sur lequel on ajuste deux tubes de caoutchouc terminés par des embouts de corne.

La colonne d'air mise en mouvement par les vibrations de la membrane exploratrice agit ainsi directement sur le tympan, qui joue le rôle d'une seconde membrane réceptrice.

Cet instrument si simple permet d'entendre le tonus musculaire ; le bruit de la contraction est reproduit avec une force énorme ; quant aux bruits du cœur, du poumon, et des vaisseaux superficiels, je n'ai pas besoin de dire qu'on peut les étudier dans tous leurs détails avec la plus grande facilité. Cet appareil permet en outre l'auto-auscultation.

Pour les vaisseaux, M. Verdin a donné à la partie exploratrice une forme ovale qui facilite l'application de l'instrument.

J'ai pu faire une application toute spéciale de ce principe de stéthoscope qui démontre bien son extrême sensibilité. On sait que les ophthalmologistes, et en particulier M. le professeur Javal, ont reconnu que les mouvements de l'œil pendant la lecture ne consistent

pas en un déplacement régulier et continu, mais bien
en une série de secousses saccadées, comme si l'œil sau-
tait d'un mot à l'autre. Il s'agissait de trouver un instrument permettant l'auscultation de ces mouvements
du globe oculaire.

J'ai résolu le problème en fixant, au moyen d'une
courroie élastique, une coulisse métallique (fig. 3) qui
s'appuie par trois pieds sur les bords de l'orbite, et
présente un rayon de courbure correspondant à celui
du globe oculaire. Sur cette coulisse glisse un petit
tambour recouvert d'une membrane de vessie, portant
à son centre un petit bouton explorateur en ivoire, qui
peut s'appliquer sur tous les points de la circonférence
antérieure de l'œil.

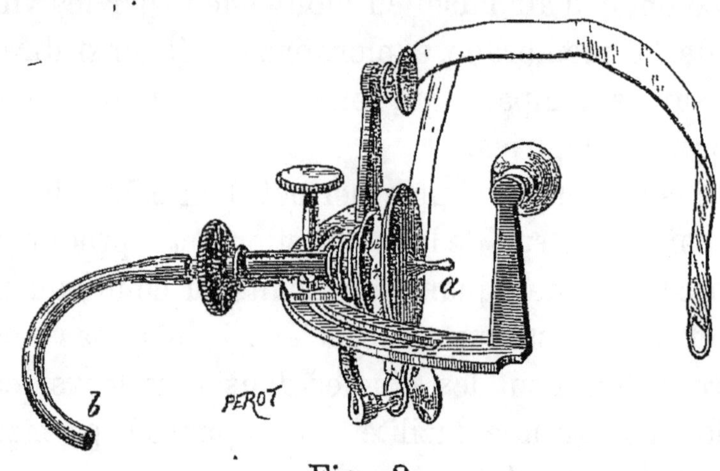

Fig. 3.

L'application de ce bouton explorateur sur la con-
jonctive ne détermine d'ailleurs aucune sensation désa-
gréable, et j'ai même été fort étonné de voir que les
sujets en expérience ne s'aperçoivent même pas de ce
contact. A l'intérieur du tambour est ajusté un tube de
caoutchouc bifurqué comme celui du stéthoscope.

Les mouvements de l'œil sont alors perçus avec une
telle intensité que, si les embouts sont très enfoncés

dans le conduit auditif, les sons recueillis rappellent le bruit bien connu d'une locomotive passant sur une plaque tournante.

En remplaçant la membrane de vessie par une de caoutchouc, les bruits sont très assourdis, mais on peut inscrire les mouvements de l'œil en reliant le tambour explorateur avec un tambour inscripteur de M. Marey, armé d'un style très léger et long d'une quinzaine de centimètres.

J'ai également reproduit, avec le stéthoscope à membrane de vessie, une expérience fort intéressante instituée par le docteur Lewinski. On sait en effet que C. Hueter publia, il y a deux ans environ, dans le *Central-blat* (n⁰ˢ 51 et 52-1878) un article intitulé : « Dermatophonie », article dans lequel l'auteur étudie les bruits que l'on peut percevoir sur la peau du corps humain et qu'il attribue au passage du sang dans les capillaires de la peau. Le docteur Lewinski combattit cette opinion et démontra expérimentalement que le bruit recueilli à l'extrémité des doigts, par exemple, doit reconnaître comme cause l'action musculaire. Voici comment l'expérience peut être disposée : L'avant bras et la main sont placés sur une table, dans le relâchement musculaire complet; le pouce est soutenu, légèrement élevé, par un coussinet. Le stéthoscope est approché de l'extrémité du pouce, de façon à mettre celle-ci en contact avec le bouton explorateur, puis il est fixé dans un petit étau qui l'immobilise. Dans cette disposition, on ne perçoit aucun bruit; mais vient-on à retirer le coussinet qui soutenait le pouce, celui-ci, pour conserver sa position est obligé de mettre en jeu l'action musculaire et l'on entend alors le bruit de roulement (bruit musculaire), qui disparaît dès qu'on remet le coussinet.

En somme, le stéthoscope représenté dans la figure 2 me paraît réunir un certain nombre de conditions avantageuses ; c'est un instrument d'une application facile et qui permet d'élargir le cadre des renseignements fournis par l'auscultation.

Mais, dans le mode d'application, je ne saurais trop insister sur ces deux points essentiels :

1° Nécessité de placer l'instrument *à nu* sur les parties à explorer, de façon à ce que le bouton explorateur arrive au contact de la peau, sans déterminer de pression exagérée ;

2° Nécessité d'enfoncer les embouts d'ivoire ou de corne aussi près que possible de la membrane du tympan.

Arras. — Imp. H. Schoutheer.

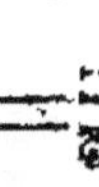